JN123446

表紙写真は倉敷川美観地区のやなぎ並木
表紙の化学構造式は、上からサリチル酸、サリシン、アセチルサリチル酸

続・義経はやなぎの薬効を知っていた

―やなぎの樹液からアスピリンへ―

川崎医科大学名誉教授

福田 道男

倉敷川のやなぎ（岡山県倉敷美観地区フォトアルバム）

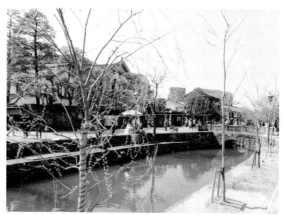

早春の倉敷川のやなぎ

　街路樹としてのやなぎは通称「しだれやなぎ」で中国から伝えられたといわれています。原産は中国の中南部揚子江（長江）流域とされています。しだれやなぎはわが国では街路樹として日本各地で植樹され親しまれ、特に早春の新芽の出る頃は寒い冬から春の到来を待ちかねている人々にとってとくに新鮮に映ります。

　そして街路樹のやなぎは、しばしば歌謡曲の歌詞にも登場し人々に親しまれています。なかでも東京は銀座のやなぎは有名です。「東京の花売り娘」「夢あわき東京」そして「たそがれの銀座」などなど銀座を題材にした歌詞に決まってやなぎが出てきます。しかし昨今の銀座のやなぎ並木はその姿を消してきているそうです。

　一方1994年（平成6年）読売新聞社の創刊120年記念行事で全国から推薦された日本街路樹100撰に岡山県倉敷美観地区の河畔のやなぎ並木と、徳島県美馬市脇町大谷川河畔のやなぎが選ばれています。この100選には多種の街路樹が選ばれていますが、明らかに「やなぎ」の木が選ばれているのはこの2カ所のみとのことです。

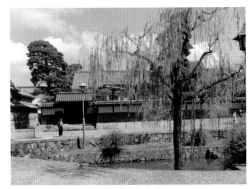
やなぎと有隣荘

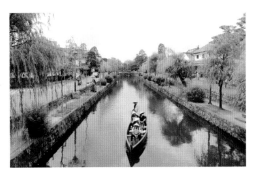
倉敷川の川舟流し

　この倉敷美観地区河畔に155本のやなぎが植樹されていて、美観地区の景観にはなくてはならないものになっています。年3回（6月、9月、12月）のやなぎの剪定時には季節の風物詩として毎回報道されています。しかしその美観地区のやなぎがいつ頃植樹されたか明らかではありません。江戸時代から船による物資輸送の集散地として繁栄した倉敷川ですが、現在道路の1段下に植わっていたやなぎの木は、積み荷の集散の邪魔になります。そもそも倉敷川は海を経由して商港としての機能を果たすために、川幅も現在の2倍ほどあったといいます。そして倉敷川には瀬戸内海の海水が満ちていました。1935年頃（昭和10年には）倉敷川の1年間の船舶の入川数は合計3,984隻に達していたとの記述があります。

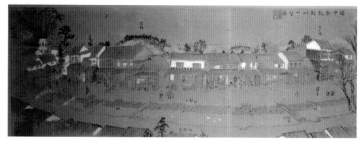

備中倉敷新川一望図（倉敷市立美術館蔵）

　倉敷出身の日本画家、衣笠豪谷が倉敷の町並みを描いた1892年（明治25年）の絵画が、現在倉敷市立美術館に所蔵されています。この絵画には備中倉敷新川一望図というタイトルがあり、新川とあるので現在の倉敷川のある美観地区ではなく大原美術館前の道路を西方向に向かい倉敷駅から南に延びている幹線道路を過ぎて数百メートル位西に延長した所で、その付近一帯が新川町と呼ばれていました。現在のロイヤルアートホテル（旧日航ホテル倉敷）一帯と考えられます。ここもかって川がありその川の名前は新川と呼ばれて現在の倉敷川に合流していました。数年前に市立美術館に足を運んで絵画を見せて頂きました。しかしこの衣笠豪谷の絵の河畔には樹木は画かれていません。前述のように実際船舶による荷物等の輸送の手段の倉敷川であったため、植樹などは邪魔であったと想像できます。

　なお内田錬太郎氏の「倉敷　昭和、平成写真集」によれば1951年（昭和26年）中橋の上から今橋方向を撮影した写真で、現在の旅館鶴形が右にみられる倉敷川は川岸が2段になっています。しかし植えられているのは桜の木であるとの説明文がありました。実際その写真帳を見たところ3月撮影とあり、やなぎではなく若い桜の木が植わっています。それではやなぎの植樹はいつ頃でしたのでしょうか。有岡利幸氏はこの倉敷川が美観地区になった1969年頃ではないかと書かれています。

〈参考文献〉　有岡利幸「柳（ものと人間の文化史）」法政大学出版局，2013年
　　　　　　　内田錬太郎「倉敷　昭和　平成写真集」平和写真印刷，1998年

はじめに

　「義経はやなぎの薬効を知っていた」というタイトルで2019年1月に小冊子を出版しました。大阪大学歯学部の校庭にシダレヤナギが植樹されていてその由来を記した立札との出会いが原点でした。

　そして、やなぎの樹液が鎮痛作用を持っているのはサリチル酸であることがわかったのは19世紀の初めとのことですが、人々は昔からやなぎの鎮痛効果については知っていました。義経がやなぎの小枝で歯みがきをしたのは、痛みを止めるために行ったかどうか真偽はわかりません。しかし義経の笈の中には常にやなぎがありました。

　続いて、やなぎと人との関わり、仏教との関わりについて調べました。私のいままでの長い仕事上の世界とは異なった世界でした。いろいろな知識も教わりました。そして今回は書き残したサリチル酸からアスピリンにいたる薬の創製についての執筆を試みました。

　その間、2020年初頭より新型コロナウイルス感染の世界的な広がりを体験しています。本書で記述の植物の細菌、ウイルスの防御の仕組み"SAR（全身獲得抵抗性）"のことは知ったばかりでしたが、重ね合わせてみることができます。私たちはこの広い地球そして壮大な宇宙の中の1人であることを今回の新型コロナウイルス感染から学びました。そして自然は便利さを追求した過密な大都会での生活に警告を発しているように思われます。

　「続・義経はやなぎの薬効を知っていた」も浅い知識で記しました。誤りなどたくさんあることと思います。どうぞお許しいただき、ご指導いただきますようお願い申します。

謝　辞

　本書は多くの方のご協力を得て、まとめることができました。
　謝意を表してご紹介いたします。

順不同
加藤新平様：植物が獲得した防御機構から生まれた農薬についての
　ご教示
有岡利孝様：我が国における柳絮についてのご助言
佐藤新之助様：新薬アスピリンの抄訳の実施
山地真美様：シチリア島イブラにおけるピアノ演奏風景の写真
市立倉敷美術館様：画家衣笠豪谷の日本画「備中倉敷新川一望図」
　の写真
守屋光広様：アスピリンの作用機序等の図作成
福田大晃様：アスピリンの作用機序メカニズムのイラスト作成

　また、専門外の本の執筆にあたり出版にご尽力をいただいた医学
情報社の若松明文氏に感謝申し上げます。

福田　道男

目　次

プロローグ

　その昔、源義経が兄頼朝に追討され逃走中立ち寄った福島の地で休息し、食事の後やなぎの枝で歯みがきをしました。そしてその小枝を地面に挿し、立ち去ります。のちにそのやなぎの小枝は根付き成長します。そして大きく成長したやなぎは歯扶柳と名付けられて、代々土地の人々に引き継がれて大切に育てられてきました。しかしこの歯扶柳は後に伐採されましたが、残された苗木が植樹され成長したやなぎとして現存し実際に見ることができます[1]。

　やなぎは古くから人との関わりがありました。その樹液から人びとの英知によってアスピリンが生成されました[2]。また、仏教の世界でも古くからやなぎとの関わりがありました。そして歯みがきとの繋がりを多くの史実から見ることができます。これらの話は前著「義経はやなぎの薬効を知っていた」（平成31年1月発刊）に記しました[3]。

　今回はやなぎの樹液から得られたサリシンという物質からアスピリンが化学合成されるお話です。やなぎの樹液からサリシンが単離されたのは19世紀の初めの頃です[2]。サリシン[注]という物質の化学構造は糖（ブドウ糖）が付いたいわゆる配糖体といわれる化合物です。なぜ配糖体なのでしょうか。それは配糖体は容易に分解酸化（加水分解）をうけて、ベンゼン環に水酸基とカルボキシル基を1つずつ持つ有機化合物となります。すなわちサリチル酸です。このサリチル酸こそ鎮痛消炎作用を持

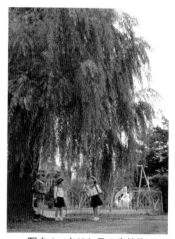

写真1　在りし日の歯扶柳

つ本体ということがわかってきました。このサリチル酸の原点のやなぎはヨーロッパのセイヨウシロヤナギです。アスピリンの研究はヨーロッパでなされていました。

東洋でも古くからやなぎに関係した事例が多く残っています。歯みがきに使っていた楊枝の文言の"楊"はやなぎです。そしてツマヨウジも漢字で爪楊枝と書きますが、楊の文字があります。さらに「お釈迦様が道の東で楊枝を噛んで土中に挿した場所を見学した」と仏国記いう旅行記に記述があるそうです[4]。お釈迦様も歯みがきにはやなぎを使われていました。

写真1：往時の歯扶柳：福島大学付属小学校に植樹されていた在りし日のやなぎの大木です。小学校校誌に掲載されていた義経の歯扶柳のやなぎの樹です。小学校のご厚意で写真を頂きました。健康で明るい小学生の姿が印象的です。写真には「愛と英知をはぐくむ柳の老木」と添付文がありました。

注：サリシンという名称はセイヨウシロヤナギの学名サリックス・アルバに由来とのことです。化学的にはサリチル酸に糖とアルコールが結合した構造です。同じ時代にやなぎ以外のセイヨウナツユキソウの葉からサリシンと同じ物質を単離されました。そして別名がついていましたが、のちにやなぎと同一物質と証明されサリチル酸と統一名になりました。

1. 植物の不思議な樹液サリシンのなぞ

高校の化学の教科書本に「古くからやなぎの樹皮には、熱を下げたり痛みをやわらげたりする作用が知られていてこれはやなぎの樹皮にあるサリシンという物質が医薬品として働くからです」と書かれています。しかしなぜ植物はサリシンを持っているのでしょうか。そしてやなぎはなぜサリシンを持つようになったのでしょうか。これには植物の長い生きざまの歴史にその理由がありました。「植物はなぜ薬を作るのか」（写真2）という書物にその謎が書かれていました。この本には植物について、人間の立場からでなく植物の立場から考えて書かれています。植物もひとと同様に病原菌やウイルスそしてストレスに遭遇します。薬学者の著者は「植物はこの地球上に生まれてきて動かない」という選択を選びましたと書いています。

そしてその結果、植物は独自に生存するための化学成分（物質代謝・エネルギー代謝）を作りました。そして長い46億年の地球の歴史のなかで、植物（陸上）は5億年も生きてきました。それに比べて私たちと同じ種のホモ・サピエンスが誕生したのがせいぜい40万年から25万年前とすれば、人類の1,000倍〜2,000

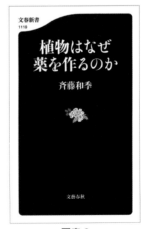

写真2

倍の長い長い生命の歴史があります。そしてこの長い歴史のなかで植物は生き抜くための戦略を立てて進化していきました。その結果が人々にも役立つ多くの薬をもたらす物質に繋がったと考えられます。その中の1つにやなぎは特にサリシンという物質を持つようになりました[5]。

　1本の植物が感染を起こします。そうなると人間であれば感染している人を遠ざけるか、それとも健常者のほうが逃避します。しかし植物にはそれはできません。どうするのでしょうか。植物は感染した部位に大量のサリチル酸を作ります。そして1本の植物のなかで他部位に危険を知らせます。それにより感染部位から離れた細胞が病気の感染を感知し病原菌の侵入を予め防ぐ反応を示します。これを全身獲得抵抗性（systemic acquired resistance：SAR）[注1]といいます。

　サリシンは容易に分解されサリチル酸を大量に作り、いち早く危険を伝える働きのため、さらにより揮発性の高いサリチル酸メチル[注2]に変換されます。植物の防御の一環です。植物のサリチル酸はこれ自身が抗菌活性を持つだけでなく、それを全身に伝えて感染を最小限に抑えようとします[6~9]。このサリシンはやなぎだけでなく多くの植物にもその生成能力があります。

　この現象の裏付けを現す事例が2008年米国国立大気研究センターから発表されています[10]。それは干ばつのストレスを受けたクルミの木が大量のサルチル酸メチルを大気中に放出する現症で観察されています。

　植物は色々の配糖体を持っています。この配糖体という物質

は冒頭で述べたように容易に分解されます。これが植物がたくさん薬を創るもととなっています。このように植物は動かないことで長い間の年月で生き延びることを獲得していきました。

　話は飛躍しますが、私が本書を書き始めた頃（2020年2月某日）、世界中の人々にとって今世紀最大試練がこの地球上に襲い掛かっていました。そうです。新型コロナウイルスというウイルスです。ウイルスは人の体から人の体に感染して生きていきます。人と人の接触によりウイルスは感染し拡大します。この場合、植物でしたらどんな特効薬を作り出すのでしょうか。人は動きます。動く人にはつらい試練です。植物のように動かないことが長く生きてゆくために必要であることを植物から知らされています。「動かない、そして動かない」「我慢、そして我慢」です。そしてサルチル酸のような有効薬の創製が待たれます。

注１：全身獲得性抵抗とは植物の病原菌に対する事故防御機構である誘導抵抗性の１つで、特定の病原菌に対する抵抗性を獲得した植物は、この病原菌が侵入した部位で過敏感細胞死を引き起こして病原菌を封じ込めて増殖を抑えます。この場合、形成された壊死病斑にはさまざまな生理学的な変化が生じます。その１つに、合成されるサリチル酸がシグナルとなって情報が全身に伝えられ、離れた組織でも次の感染に備えて抵抗性を発揮します。

注２：サリチル酸メチルの揮発性は増加することにより人にとってはよい香りと感じられるようになります。そしてこの物質は消炎作用があるので消炎鎮痛薬として知られている「サロメチール」（商品名）として市販されています。

2. 植物の全身獲得抵抗性から誕生した
プラントアクティベーター農薬

　植物は一度病原菌に感染すると、次の感染に備えて全身で病害耐性機構を持つようになります。そのひとつに前述の全身獲得抵抗性があります。これはサリチル酸の生合成[注]を介して誘導されます。この全身獲得抵抗性は前述のように植物が備えている防御機構のひとつです。

　この植物の防御機構を活性化することができる薬剤が考案されています。防御システムが活性化されると植物は病原菌感染に対する抵抗力が強くなりその結果、感染が回避されます。すなわち感染が起こりません。そしてこのようなメカニズムで病害を防除する薬剤のことを「プラントディフェンスアクティベーター」といいます。一般的には「プラントアクティベーター」（植物活性剤）と呼ばれています。植物が持っている微生物と闘う能力を誘導し、そして誘導された植物の能力が微生物を死滅させます。このプラントアクティベーター農薬はサリチル酸を誘導したり、一方ではサリチル酸と間違えて認識されることにより植物が持っている微生物と闘う能力を誘導します。それに対して従来の農薬の作用対象は微生物です。そしてその作用は微生物を直接殺すことを目的としています[9]。

　現在日本で開発使用されているプラントアクティベーターにはプロベナゾール、チアジニルそしてイソチアニルなどが農薬として登録されています[7,8]。そして主たる防除対象病「イネ

いもち病」ですが、いもち病以外にイネや野菜類の細菌病害にも有効であるとされています。そして浸透移行性に優れており、根部から吸収されて速やかに全身に分布します。そのため根部に施行されやすい粒剤製剤が使用されています。

注：**光合成と生合成**；植物は空気中の二酸化炭素と根から吸収した無機塩類（窒素塩、硫酸塩、リン酸塩金属塩など）だけを材料に太陽を使って複雑な有機化合物を作っています。つまり光エネルギーを使って物質を作る光合成です。光合成には水と二酸化炭素が必要で、光によって水が分解されて酸素を発生して二酸化炭素が固定されてデンプンなどの有機物になります。それに対して生合成とは「生物が物質を作る」ことです。植物や微生物に自然に備わっている能力で物質を作ることをいいます。最近はもっと積極的に生物を使って、人工的に様々な物質を作ることも生合成または生物合成といいます[5]。

3. やなぎの樹液サリシンからアスピリンの合成

　人びとは紀元前の昔からやなぎの樹皮のエキスで発熱や痛み
を和らげたり分娩時の痛みにやなぎの葉を用いてきました。そ
して先人の研究者達のたゆまぬ努力と英知でアスピリンが合成
されました。このアスピリンは日常臨床の場で使用されている
多くの非ステロイド性消炎鎮痛剤（NSAIDs）のパイオニアと
して用いられてきました。驚くべきは、このアスピリンは発売
されて120年以上も経過していますが、現在もなお使用され
ています。このように長い年月も続いている薬はアスピリンを
除いて類を見ないものです。

1）サリシンからサリチル酸そしてアスピリン[2〜4]

　アスピリンは、やなぎの樹液成分のサリシンから合成開発さ
れた事実は前述のように広く知られています。この画期的な薬
は多くのいろいろな書物にその開発経過が記載されています。
西洋では古く古代ギリシャ、ローマの時代から人知れず知らぬ
間に「セイヨウシロヤナギ」の樹皮に解熱作用があることが知
られ、そして使用されていました。さらに紀元前4世紀頃ヒポ
クラテスはやなぎの樹皮を鎮痛解熱に、そして葉を煎じて陣痛
の緩和に用いたとされています。

　一方、東洋でも古くから中国や日本でやなぎを使っていろい
ろな病の鎮痛に用いていました。わが国では今まで述べてきた
ように500年代の仏教伝来の頃には、やなぎの薬効として鎮

痛作用があることが知られていた気配があります[3]。その根拠は歯みがきとしてのやなぎの枝、仏像の持物としてのやなぎの小枝などがありました。

　江戸時代の狂歌師石川雅望が1813年に刊行した「狂文吾嬬那万里（きょうぶん・あずまなまり）」の中の一文には、後白河法皇の頭痛を和歌山の「岩田川の柳」で平癒されたことから蓮華王院建立の棟上にやなぎを用いたことが記されています[4]。これは蓮華王院建立前に後白河法皇の頭痛の平癒祈願にやなぎが用いられていることを物語っています[3]。

　一方、ヨーロッパに目を向けると1世紀頃のギリシャ人医師ペダニオス・ディオスコリデスは従軍医としてヨーロッパ各地を移動していましたが、その間に各地各種のやなぎを調査してこの中から「セイヨウシロヤナギ」を選別し、このやなぎの葉の煎じ薬を痛風の薬として、また耳痛の薬として使用しています。ディオスコリデスは科学的な最古の薬物学書物「マテリア・メディカ」を著した人物として知られています。

　さらに16世紀になりパラケルススの考えが報じられ、その理論からリウマチの治療薬にやなぎの樹液を鎮痛剤として用いられてきました。パラケルスス（スイス人・医師1493〜1541年）は「神は病気を存在させるにあたり、その病気の治療薬も身近な所に置いている」という持論です。すなわちリウマチ疾患は湿地で水の多いところに発生しやすく、植物のやなぎの木はその湿地の水分の多い場所に多く自生している事実です。

　そしてやなぎの樹皮エキスからサリシンの研究に進みます。18世紀の後半エドワード・ストン（英国の神父）は、パラケ

ルススの考えにつながる発想から湿地帯にやなぎの木が生えていることに着目してやなぎの研究を手がけています。それは湿った低地帯に住んでる人はよくリウマチに罹患することが多いことから「神の慈悲は必ずや同じ場所に痛みを解く薬を置いてあるに違いない」と着目して、やなぎの木の皮のエキスにリウマチの痛みを抑える効果を発見しました。そして初めて解熱作用も確認しています。

　ストンは50例の発熱患者の治療を試み、その結果を王立学士院に報告しています。これが医学史上最初の臨床治験とされています。その後多くの科学者がその活性成分の単離を試みていたといわれています。その結果、やなぎの樹液の有効成分が分離されたのは1819年のことです。ヤナギ属のサリックス（salix）属から「サリシン」と名づけれていますが、純粋結晶ではなかったようです。

　1828年ジョハン・アンデレアス・バッハナー（ドイツ人・薬学教授）もやなぎの樹皮から有効成分を抽出して、黄色の針状結晶を取り出してサリシンと命名しました。

　さらに1830年にアンリ・ルルー（フランス人・薬学者）も「セイヨウシロヤナギ」の樹皮から薬用成分を分離してやなぎの学名ラテン語サリックス（Salix）からその物質を同じくサリシンと命名しています。さらに1830年にはサリチルアルコールの配糖体であるサリシンを結晶として採取することに成功しています。

　また、1838年にはイタリアの化学者ピリアは、サリシンを分解して新しい酸を作りました。サリチル酸の誕生です。一方1835年にシモツケ属植物スピレエ・ウルマリヤの花の抽出エ

キスから新しい酸を見出します。スピール酸と名づけました。

　しかし1853年ヘルマン・コルベ（ドイツ人・化学者）はこのスピール酸とサリチル酸は同一のものと同定して、名称を統一してサリチル酸としました。コルベは1860年には石炭酸からもサリチル酸の合成に成功しています。しかしいずれも人が服用できる代物ではありませんでした。それは非常に強い苦味があるからでした。

　一方、フランスの化学者シャルル・フレデリック・ゲルハルドは1853年にはアセチルサリチル酸の合成を試みていました。しかしその製品の精度が悪く分子構造の決定にまでできなかったようです。しかしこのアセチルサリチル酸が後にフェリックス・ホフマン（ドイツ人・バイエルン社の化学者）によって純粋な精製として完成されています。

　1876年スコットランドの医師トーマス・ジョン・マクラガンは、リウマチ性疾患は湿潤な気候が温床になり、そのような条件で育ったやなぎのような植物は関節炎の治療に効果があるのではないかと推論して、サリチル酸剤の効果を医学雑誌"Lancet"に掲載しました。すなわちこれもパラケルススの理論です。しかしリウマチ性疾患の治療としての効果は認められてはいるものの、サリチル酸の激しい胃腸障害では内服はできなかったようです。

　そこでこれら欠点の解決のため、サリチル酸を基本とした各種誘導体の研究が進められ、サリチル酸ナトリウム塩、フエニールサリチレート、フエネトサール、サリチルアミドなどが開発されたのちアセチルサリチル酸すなわちアスピリン精製のエピ

ソードに入って行きます（**図1**）。

　フェリックス・ホフマンはリウマチの痛みに苦しんでいた父親に心を痛め何としても父親の苦痛を取り除くために懸命の努力をしました。そしてサリチル酸をアセチル化して酸性を弱めて副作用を少なくし、さらに純度の高いアセチルサリチル酸の合成に成功しました。これは50年ほど前のゲルハルドの研究をもとにして完成させた純度の高いアセチルサリチル酸の生成でした。1898年のことです。その翌年ハインリッヒ・ドレーサー（ドイツ人・バイエル薬理学研究所所長）は商標登録アスピリンと命名しました。これらのエピソードは広く知られていてアスピリン物語となっています。

　アスピリン『A-spir-in』とは頭文字の「A」は「アセチル：Acetyl」のA、続く「spir」はサリチル酸と化学構造が同じ「スピール酸：spirsaure（ドイツ語）」から、化学物の末尾によく使われる「in」をつけています。ピリンと名がついているので

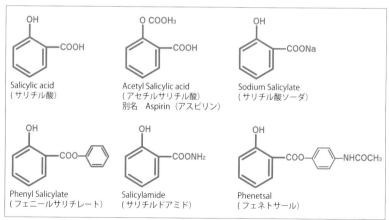

図1　主なサリチル酸誘導体

ピリン系薬物と誤解されることがあります。しかしアスピリンは完全な非ピリン系薬物です。

（2）アスピリンのわが国への伝来[2]

　このアスピリンのわが国への第一報は、バイエルの商報登録と同じ年1899年7月の「東京医事新誌」に掲載されています。

　当時の通信技術の進歩はどうだったのでしょうか。はるか遠いヨーロッパからの報道がいち早く伝えられた意味を考えると、いかにこの画期的なアスピリン生成は重大ニュースとしてわが国にアナウンスする必要があったのか推測できます。

　医事新誌1900年8月号には「アスピリンは東京日本橋本町四丁目島久商店に於いて1オンス金弐圓八十銭也」と記述されています。そうなれば1899年にはドイツで製造されたアスピリンが早々とわが国に輸入され、島久商店で販売されていたのでしょうか。そして1オンス（約28g）弐圓八十銭とありますが、当時の弐圓八十銭は今の金額で比較すると幾らになるのでしょうか。高価であったと思われます。

　なお、アスピリンは先の世界大戦でバイエルの登録商標は没収されています。そのためにアスピリ

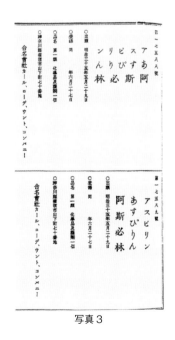

写真3

ンは一般名として広く世界的にも使用でき、わが国でも日本薬局方にはアスピリンの一般名で収載され使用されています（写真3）。

（3）アスピリンの消炎鎮痛作用

このようにして画期的な消炎鎮痛剤としてアスピリンが世の中に出てきました。しかしなぜアスピリンは鎮痛消炎効果があるのでしょうか。そのメカニズムは長い間わかりませんでした。

アスピリンの誕生から70年の歳月を経た1971年ロイヤルカレッジ大学教授ジョン・ペイン（イギリス人・薬理学者）はアセチルサリチル酸が体内の伝達物質の合成を抑制して疼痛、発熱そして抗炎症作用を発揮することを見出しました。すなわちプロスタグランジン合成酵素（COX・コックス）によるプロスタグランジン（PG）産生を抑制する作用です。このPGは種々の炎症を起こす反応で炎症発現因子に関与をしています。この研究業績でジョン・ペインらは1982年のノーベル医学生理学賞を受賞しています。

ここで図2の説明をします。まずからだに有害刺激（感染や外傷）が接触します。その結果ホスホリパーゼが活性化されて細胞膜のリン脂質からアラキドン酸の遊離が見られます。この場合図2の遊離アラキドン酸の次のステップで、左側はアスピリンを投与しない場合です。この場合はCOXが阻害されないため炎症起因のPGが発現します。それに対して、右側はアスピリンの投与によりCOXが阻害され、その結果PGの産生がありません。アスピリンによる消炎効果です。

次いで強い抗炎症作用のあるステロイド薬の薬効について述べます[11]。ステロイドは、リン脂質からアラキドン酸が作られるところでその働きを阻止します（図2）。したがってアスピリンよりその影響は大きく、強い抗炎症効果が発揮されます。

アスピリンなど NSAIDs は、内服や座薬で鎮痛作用を発揮することから炎症部位に作用すると考えられてきました。すなわち局所効果です。しかし PG 合成酵素の COX には2つのアイソザイムが見つかっています。この COX にはそれぞれ COX の役割の分担がありその結果 NSAIDs には中枢神経系にも作用して鎮痛効果を示しているのではないかという報告があります。またアスピリン投与で消化管粘膜保護をする PG も障害を受けるので胃腸障害も出てきます。

アスピリンの消炎鎮痛作用とはこの COX を非可逆的に阻害することであり、その結果 PG の産生に直接関与して、発熱はプロスタグランジン E_2（PGE_2）、そして痛覚過敏には PGI_2 などに関与します。すなわちアスピリンはこれら PG 合成酵素である COX を阻害することが明らかにされました。

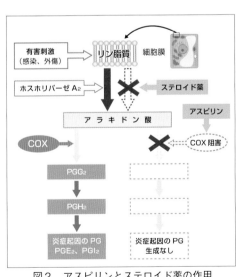

図2　アスピリンとステロイド薬の作用

ここでアスピリンの鎮痛効果をより有効にその力を発揮させるのには、有害刺激が起こることが予めわかっている場合、前もってアスピリン投与がより効果的ではないでしょうか。例えば歯科で抜歯の必要なケースの場合、抜歯後痛を避けたい場合は、抜歯前のアスピリンの投与が効果的といわれています[4]。

　図1：1876年にマクラガン（イギリス人）がサリチル酸に効果的な抗リウマチ作用があることを報告して以来、多くの研究者により欠点である激しい苦みと胃腸障害を解決するためにサリチル酸の各種誘導体について研究が進められ、フェニールサリチレート、フェネストサール、サリチルアミドなどが開発され、ついに1899年にアセチルサリチル酸が合成されています（図1は藤村 ・「見直されたアスピリンの効用」より引用）。

　写真3：日本最初の邦文商標【アスピリン、あすぴりん、阿斯必林】を1902年5月29日出願、6月27日に登録。欧文商標【Aspirin】は邦文商標登録より2年前の1900年9月（写真3は古池達夫，薬史学雑誌，1998年より引用）。

　図2：PGは最初1933年ゴールドバットらによる子宮平滑筋収縮作用をもつ物質としてヒトやヤギの精液のなかで発見された物質を前立腺（Prostagland）で作られと考えてPGと名づけ現在もこの名称が残っています。しかしその後、生体内のそれぞれの組織が特有な刺激を受けるとその種類に応じた各種の多くのPGが合成されることがわかってきました。その後研究の進歩でPGはいろいろな種類に分類され、あらゆる細胞に普遍的に存在することがわかってきました。

　生体の組織にはリン脂質が存在していて、これに有害刺激（感染・外傷など）が加わるとホスホリパーゼという酵素が活性化さて細胞膜のリン脂質からアラキドン酸という不飽和の脂肪酸を遊離します。さらにシクロオキシゲナーゼ（COX）というプロスタグランジン合成酵素が働きPGを産生します。このPGにはたくさんの種類があり、さらにその種類にしたがっていろいろな生理活性作用を持っています。たとえば痛みを強くする作用、血小板を凝集する作用そして消化管の粘膜保護作用など多彩です。そしてこのPGはその組織により、種類も違っています。

　アスピリンの薬の作用は、アラキドン酸からPG類を合成する酵素のひとつであるCOXを阻害します。その結果、そのCOX酵素によってできるはずのPGができません。

4．わが国におけるアスピリンの紹介

　アスピリンは、いつ頃どのようなかたちでわが国に入ってきたのでしょうか。わが国へのアスピリンのデータは意外と早く、アスピリン誕生直後の1899年には多くの文献が入ってきていました。わが国の近代医学の黎明期に呼応するように、新薬アスピリンに対する大きな期待が当時の文献から読み取れます。アスピリン誕生100周年を記念して「アスピリンの歩み」と題して掲載された論文（薬史学雑誌, 33（1）1〜8：1998年）[2]には「日本上陸」と記し、アスピリンが日本に伝わったことを上陸という言葉で書いています。

　またサリシンについての情報も遡ること1857年の米沢藩医堀内適斎著の「医家必携」に記されています。

　以下わが国に入ってきたアスピリンの知識を説明します。

1）「医家必携」に見られたサリシン

　代々医家の家系である堀内適斎の著書「医家必携」にやなぎについての記載があります[12]。それは次のように記されています。「やなぎの葉の苦味は収斂作用がありそして薬効として解熱効果がありその成分は撒里失涅（サリシネ）という」。

　この撒里失涅はサリシンと考えます。写真4の本文の中の○の次から「近世楊皮塩アリ撒里失子涅（サリシ子）ト云フ解熱ノ効、規尼涅ニ及ハスト雖ドモ症ニ従テハ其右ニ出ツル丁アリト云」と記載されています。現代文に書き改めると『やなぎ

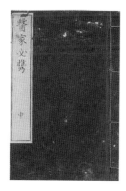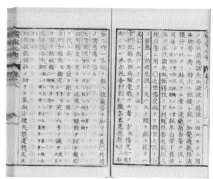

写真4

の皮の成分はサリシンで解熱の効果はキニーネには劣るかもしれないが、症状疾患によっては勝っていることもある』となるのでしょうか。

　ヨーロッパでサリシンと命名されたのは1830年頃ですので、それに遅れること30年後にこの「医家必携」に記されています。

2）東京医事新誌（1899年）への新薬アスピリンの紹介経路

　アスピリンのわが国最初の抄録の紹介は「治療月報第五号」と記録に残っています。しかしこの治療月報は渉猟（しょうりょう）した限りでは見つけることができませんでした。

　しかし東京医事新誌（1899年：明治32年）（写真5）に表題「新薬アスピリンニ就テ（治療月報第五号）」と記され、アスピリンの紹介が医学士R．S氏によって日本語に訳されていました。この東京医事新誌の発行年はバイエル薬理学研究所所長ハインリッヒ・ドレーザがアスピリン（商標登録）と命名し発売した年と同年でした。

　このアスピリンが紹介された年のわが国の交通事情そして通信、連絡網はどんな状態でしたのでしょうか。わが国の交通事情も文明開化華やかな時でした。東海道本線は東京・大阪間の開通を目標にすでに工事は始まっていました。電信回線も国内では東京・長崎間はすでに1873年に設置を終えていました。一方、海外に目を向けると長崎と上海の間では1871年には海底ケーブルの設置も完成していました。これらのことから、意外と早くアスピリンの知識はわが国には知らされていたことでしょう。

　この鎮痛効果抜群の新薬を関係者がいち早く知り、そして一刻も早く手に入れたいと思うのは当然のことと思います。人々の悩みで痛みを抑える画期的な鎮痛効果が期待できる新薬には日本中の注目が集まっていました。このように思うと、我が国に文献が入ってきた1年前の1898年にはフェリックス・ホフマンが純度の高いアセチルサリチル酸の合成に成功していました。そこでこの朗報をいち早く、あらゆる手段を駆使してでもアセチルサリチル酸を我が国に伝えようとしたのは明らかです。そして、引き続き文献だけでなく、アスピリンの薬品自体もすでにその時にはわが国に届いていたのでしょうか。

　それにしてもドイツ語抄訳された医学士 R. S 先生とはどこの所属で、どのような人物の方だったのでしょうか。本抄訳は理解することが困難な箇所もあり、古文書の辞典等[13] や薬学の知識も必要です。そこで川崎医科大学総合医療センター（岡山市）薬剤師佐藤新之助先生に現代文にしていただきました。（以下の文は一部を除いて常用漢字に改めています）

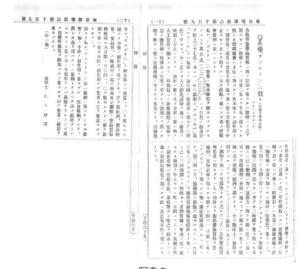

写真5

3）新薬アスピリンの抄訳（東京医事新誌，1899 年発行，写真5）[14]

　急性関節リウマチに対して顕著な効果があるのはサリチル酸で、これを服用しようとするとサリチル酸ナトリウムとして1日2gから10gの量になります。しかし残念ながらこのサリチル酸ナトリウムの主症状に対する効果のほかに、不快な副作用として胃の圧迫感や食欲不振を起こすため、たびたび服用を中止せざるを得ません。これを補うため新サリチル酸製剤（アスピリン）が研究開発されました。

　「アスピリン」とはサルチル酸ナトリウムに無水酢酸を反応させたもので、その構造式は $C_6H_4 < COOH\ O.CO.CH_2$ （サリチル酸の水酸基をアセチル化）で白色結晶針を作り、37℃の水には1％溶解し「アルコール」と「エーテル」にはよく溶け、

塩化鉄の稀薄液と反応させても青色を示しません。これに人工消化試験を実施したところ稀薄酸類がある場合では溶解しにくく、また分解しません。しばらく人工胃液を反応させてから2時間後に遊離サリチル酸の痕跡を認め、塩化鉄による反応試験[注]でもその反応は微弱でした。しかし時を経るにしたがって遊離サリチル酸を多量に生じ、アルカリ性腸液に接したとき「アスピリン」からサリチル酸に分解されるのは非常に迅速であり、30分後には遊離サリチル酸の痕跡を認め、2時間後には大量のサリチル酸が遊離します。このため少量の塩化鉄を加えると溶液は暗紫色を示します。

　これらにより人体の胃のなかでのアスピリンからサリチル酸の遊離は少なくとも2時間かかるため、その間に薬剤（アスピリン）は胃の運動力により腸に送られ胃での遊離サリチル酸の分解は起こりません。そして腸に送られサリチル酸は完全に遊離して体内を巡ります。

　実際の臨床上の治験で「アスピリン」の6.0gを200mℓ（6.0：200.0）とした溶液におよそ15.0gのエタノールで可溶性とし2人の急性リウマチ患者に使用しました。1人は幼少時より関節リウマチを患いサリチル酸、アンチピリンを服用しましたが効果を認めていませんでした。しかし、1日量3gの「アスピリン」投与により、速やかに諸症状の減退を確認しています。第2例は手、膝関節に腫脹を起こしている患者で1日量3g「アスピリン」を稀薄アルコール溶液とし服用させましたが、3、4週間のうちに軽快しその際、胃部に圧迫感があったが服用の中止は1日のみで、その他の不快な副作用、例えば食欲不振、

耳鳴り等はなく、溶液とするためのアルコールを用いたことによる息気の不快感は認めています。

　今までアスピリンを粉末状にして、用量1.0gで服用した場合、全く不快な副作用はなく、しょう紅熱、ジフテリア、アンギーナの経過中に起こる筋肉および関節のリウマチ性疼痛に8日間1日3回1.0gを服用すると奏効し、不快な副作用もなく患者も嫌悪感を表すことはありませんでした。

　以上により知り得た「アスピリン」の効果はサリチル酸と同等で、しかもサリチル酸ナトリウムのような不快な副作用もない一改良補剤で、これを用いるには散剤とすべきであり、溶液とすべきではありません。これは水に不溶であり溶けやすくするためにはアルコールを加えていますが、患者が嫌悪感を表します。

　　注：サリチル酸の塩化鉄（Ⅲ）の水溶液では赤紫色の呈色反応（フェノー
　　　　ル類の検出法）を示すため、アスピリンのサリチル酸遊離の過程には
　　　　塩化鉄を用います。

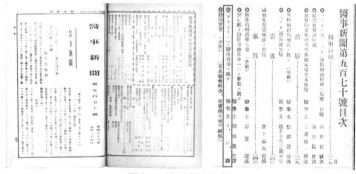

写真6（右は部分拡大）

　引き続いて医事新聞に掲載されたアスピリンの文献2編を記します。本論文も同様に明治時代の文章です。その中で理解できる文言は論文そのままの文言を使用しました。

- -

●「アスピリン」ノ醫治効用ニ就テ[注1]
（医事新聞：明治3年7月25日発行）[15]

　これは Deutsch.med.Wochenschr. 1899年、No.52 に掲載されたドクトル・ハルマン・リーザウのアスピリンの使用治験を医学士 J.O. の日本語訳です（**写真6**）。

　以下全文を記述します。

　昨年エルペルフエルド、フリードリッヒ、バイエル会社で製造されたサリチル酸誘導体であるアスピリンという新薬は、化学的にはアセチルサリチル酸で頻繁に臨床上リウマチ性疾患に使用されています。「治療月報」第8号[注2]にドクトル、ハーベルマン氏が初めてこの「アスピリン」の治験について報告以来、続々と「アスピリン」の治験が出てきています。ライデン教授のクリニック貧民病院と、ブタベスト第二クリニック、そしてわがブレーメンの病院での2カ月間900gのアスピリンを40名の患者に使用し、他の学者が称賛しているように著効があることが確かめられました。

　ブレーメンではこのアスピリンを急性および次急性関節リウマチ、リウマチ性斜頸、坐骨神経痛、滲出性肋膜炎、滲出性心包炎等に使用するほかにリウマチ性疼痛や数例の熱性病に用い

たり、同じ病気で以前サリチル酸或いはサリチル酸ナトリウム
で治療した患者に今回はアスピリンを使用して直ちに症状も治
癒に向かい、しかも忌むべき副作用も起こらないことはライデ
ン教授クリニックでの消化試験でも明らかにされました。

　その消化試験の結果によればアスピリンは酸で徐々に分解さ
れるために胃を通過してもほとんど変化なしで腸に入り、アル
カリ性の消化液により初めて酢酸およびサリチル酸に分解され
ます。従ってわれわれがアスピリンで治療した40名中僅か1
例のみサリチル酸中毒の症状をみました。その患者は数年来再
帰性関節リウマチに悩み普通用いているサリチル酸抱合体で必
ず消化障害と耳鳴りを起こし、アスピリンの使用でも3日目に
なり頭重、劇度の耳鳴りを訴え、頭部熱感がありさらに顔面潮
紅し眼球結膜は強度の充血は示しましたが、消化障害はいささ
かも起こりませんでした。この他の患者にもサリチル酸抱合体
を用いれば必ず耳鳴りおよび消化障害を起こしていましたが、
アスピリンの内服ではいささかも嫌悪すべき副作用は認めませ
んでした。

（1）「アスピリン」の効力

1．強力な発汗剤

　アスピリンには強い発汗作用と鋭い鎮痛効果があります。通
常のサリチル酸抱合体より優れ、例えば1gから2gの内服で
も発汗し、さらに3gないし4gで発汗が著明となります。そ
のため寝巻の交換が必要です。その後は軽快となり疼痛はなく
なります。強度の発汗によりリウマチ関節腫脹は数日で軽減す
るが滲出液の吸収効果は著しくありません。

２．神経痛に対する効験

　午後に投薬すれば夜は安眠でき、リウマチ性疼痛に用いて良効です。例えばジフテリアのあと再帰的に多発性関節疼痛を起こした患者に使用して卓効を認めました。神経痛薬としては１ｇから３ｇを使用します。慢性心筋炎で悩める患者で常に両肩に放射性の疼痛および胸部絞窄の訴えでアスピリンの内服後は著しく軽快しています。心臓弁膜病兼動脈アテローム患者の顔面痛に対して鎮痛効果は著しく、心内膜炎患者にアスピリンを使用、心臓障害はなくかえって心機能を鼓舞かつ整えられていました。僧帽弁閉鎖不全で再帰的多発性関節炎を併発した患者にサリチル酸ナトリウムを使用すると食欲減退し、アスピリン投与により消化障害はなくなり、心機能を強めました。

３．下熱剤としての価値

　今までの報告ではアスピリンの下熱効果は不十分とみられていましたが、私が数例の熱性病に用いた結果は、効果があったことが確かめられました。しかし高熱から下熱を試みた場合しばしば虚脱の症状になることがありますが、アスピリンの用法注意でその症状には遭遇しませんでした。

４．消化機能とアスピリンとの関係

　アスピリンは他のサリチル酸抱合体と異なりアルカリ性消化液により容易に分解せられますが、酸性消化液すなわち胃液では僅かに徐々に分解されるのみでした。私はサリチル酸抱合体殊にサリチル酸ナトリウムの連用により食欲が次第に減退して胃部圧痛嘔気を催すことをしばしば経験しました。このような患者にアスピリンを使用すれば、胃腸障害はなくなり食欲が再

び現れ1週間あまりアスピリンを使用しても食欲減退はありま
せんでした。

（2）用　法

　1日量は4gを限度とし概ね3gを常用量とします。この使
用法は午後、1時間ごとに1gずつ3回使用します。重症患者
の場合は白色結晶が口腔内に留まるのを避けるためにオブラー
トに包んで使用すればよいです。他の患者の場合は散薬として
水と共に嚥下すればよいです。アスピリンは軽い酸味を帯びて
いますが内服するのには難しくありません。この新薬は普通の
サリチル酸抱合体に勝ることは以上の記述により確実ですが、
なおその優点を列挙します。

　①　　佳味である
　②　　胃を侵すことなしただ僅かに耳鳴りを起こす
　③　　鎮痛の効果が確実
　④　　解熱剤として卓効
　　わずかに他のサリチル酸抱合体と同じように疼痛発熱等が
　再発する

（3）価　額^{注3}

　アスピリンの効力偉大とはいえ、惜しむらくはその価額は他
のサリチル酸抱合体に比べ甚だしく高価であることはいたしか
たなく、将来需要が増すに従い幾分安価になることを期待しま
す。定価は「サリチル酸ナトリウム」は1kg凡そ3円25銭、
「アスピリン」は1kg凡そ22円70銭です。

（付記）

　今年3月以降、わが病院では40名に700gを使用、その結果

は良好であることを確かめました。この第2回目の治験中、た
だ2例忌むべき副症状がありました。1例は神経質な痛風患者
の耳鳴り、2例は急性関節リウマチ患者で強壮男子ですが、3日
間で21gを使用、3日目になり膀胱攣痛を起こししばしば尿
道消息子の使用が必要でした。この患者は以前は膀胱障害はな
く、したがってこれはアスピリン内服によると考えられました。

　また終わりに臨んでベルリン在住ドクトル、ルーヘマン氏
は「現今の治療」3月発行の紙上にアスピリンの効用を称楊し
殊にその錠剤につき記述しています。錠剤は原包に20個包装、
その価は45銭で錠剤1個は各0.5のアスピリンを含めていま
す。これに反して1包1.0を含めた散薬は10包につき85銭です。

● **新僂麻質斯駆除薬「アスピリン」ニ就テ**^{注4}
　抄録（医事新聞：明治33年7　月25日発行）

　本文は Deutsch.med.
Wochenschr. 1900 年
No.5 の抄録です（写真7）。
　レーリヒ氏の検討によ
れば「アスピリン」のリ
ウマチ性疾患の治療に長
く使用してみてその効果
は非常に優れています。
その結果は、著者は6カ
月間31名の患者につい

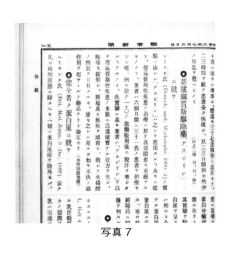

写真7

て治療しました。唯一1例に1.0の散薬服用後に脱汗[注5]があり
ました。この結果著者は「アスピリン」でリウマチ性疾患の大
多数において迅速で確実に効力を発揮して疼痛を緩解し腫れ熱
を抑えて、しばしばサリチル酸で見られるような不快の副作用
を起こさない薬品と論定します。

注1：論題は原文のままで記しました。「効用」は現代は「効用」です。
注2：治療月報8月号と記述されていますが、東京医事新誌では治療月報
　　　5月号となって月号が異なります。
注3：本文では価額です。英語ではValueといいます。この場合普通使用
　　　されている価格Priceとは意味の違いがあるようです。価格とは具
　　　体的な個別の品物の金額、値段を指しますが価額とはそのものの値
　　　打ちに相当する金額を指します。すなわち価格は主観的な要素が強
　　　いのに対して価額はより客観的な金額のことをいいます。
注4：題目は原文のままで記しましたが『新リウマチ駆除薬「アスピリン」
　　　に就いて』と判断しています。
注5：脱汗とは大量の汗やあぶら汗で、手足の冷えや息切れなどを伴い生
　　　命に危険のある状態でみられる発汗のことをいいます。その為に「絶
　　　汗」ともいわれます。

　　これらアスピリンの抄訳からわかることは、アスピリンの誕生
間もない時から多くの患者さんに期待され、そして使用され、
特にリウマチ性疼痛には今までにない鎮痛効果が報告されてい
ます。さらにこのアスピリンは、他のサリチル酸誘導体と比べ
て副作用が極めて少ないことが強調され、長期間使用可能であ
ることが紹介されています。鎮痛効果は認められるが重篤な副
作用に悩まされていたアスピリン以外の他のサリチル酸誘導体
を飲んでいた人びとにとって、大きな福音として歓迎されたこ

とでしょう。

　ただ惜しむらくは、当初は非常に高価であることが記述されていました。わが国にアスピリンが輸入されていた当時はどのような人にアスピリンが使用されていたのでしょうか。

　ちなみに現在バッファリン注1　1錠330mgの薬価は5円70銭です。一番安価な薬価です。そしてOTC注2で販売されているバッファリンAの1錠の価格は30円〜40円です。

注1：バッファリンはライオン株式会社の商品登録でアセチルサリチル酸を指します。
注2：OTCとはOver The Counterの略で、一般用医薬品を薬局、薬店、ドラッグストアなどで販売されカウンター越しにお薬を購入できるかたちが由来です。すなわち処方箋なしで購入できることです。日本OTC医薬品協会では2007年より大衆薬・市販薬のことを「OTC医薬品」と呼称しています。

明治時代の医療用古語（東京医事新誌・医事新聞より）

関節僂麻質斯	関節リウマチ	亜爾加里性腸炎	アルカリ性腸炎
僂麻質斯性斜頸	リウマチ性斜頸	亜爾箇保児	アルコール
僂麻質斯駆除薬	リウマチ駆除薬	腫起	腫れあがり、浮腫む
急性関節僂麻質斯	急性関節リウマチ	称揚	褒め称える
僂麻質斯性疼痛	リウマチ性疼痛	曹達	ソーダ
實扶的里	ジフテリア	脱汗	汗をかく
安魏那	アンギーナ	解熱	カネイツ
安知必林	アンチピリン	〆	しめて、して、として、て
撒里失爾酸	サリチル酸	〻	こと
撒酸	サリチル酸	厖	ども、とも
水楊酸	サリチル酸	闕損	ふりえき
遊離撒酸	遊離サリチル酸	例令	たとひ、たとへ、たと、たとえ
撒曹	ナトリウム		

5．漢方薬学とやなぎ

　ヨーロッパではサリシンの除痛効果を確かめ、それを薬品として活用する研究が行われていた頃、中国においても古くから多くの薬草の研究が行われていました。いわゆる漢方薬です。漢方の特徴は西洋とは異なり、一種類の生薬だけでなく数種類の薬草を混合する処方が一般的です。その中国の代表的な薬学書の中からのやなぎのお話をします。

1）神農本草経 ^{しんのうほんぞうきょう} 16 ～ 21）

　「新農本草経」は、後漢の時代（25 ～ 220 年）に長江以北から黄河以南で伝わっていた薬草の効果をまとめた最古の薬物（本草）の書で、著者編者は不明です。しかし同時代の名医張仲景 ^{ちょうちゅうけい}、華佗 ^{かだ} がこの本草経の編纂に関わっていたか、もしくは何か影響を与えていたと考えられています。その後西暦500年前後に再編纂されていますが、このときも選者は明らかでないようです。

　中国最古の生薬の本書は、それぞれの薬効が詳細に述べられています。そしてこの神農本草経の特徴は薬効別に分類され、それぞれ上品 ^{じょうほん} 120 種、中品 ^{ちゅうほん} 120 種、下品 ^{げほん} 125 種と合計 365 種に分けられています。すなわち 1 年の 365 日の日数に薬品数を合わせて整理しています。

　そこでやなぎはどの品に入るのしょうか。やなぎは下品の中に分類されています。数多いやなぎの中で本書はシダレヤナギ

を指しています。

　わが国では森立之（もりたつゆき）が1854年に本草経の復元を行っています。その後、そしてに浜田善利・小曽戸丈夫も共著で出版しています。さらに森由雄も2011年に出版しています。このように多くの日本人漢方医により出版されています。

　そこで三つの品の分類の意味は、上品とは生命を養う目的の薬品で、無毒で長期間の服用が可能で養命薬としています。中品は養生薬で、体力を養う目的で虚弱体質を強くします。しかし毒が多いので長期にわたる服用は良くないとされています。

　そして下品は病気の治療薬で毒が多いので、病気になったときに使うもので長期間の使用は良くないとされています。

　すなわち身体を軽くし、元気を益し、不老長寿の作用がある薬が上品、病気を予防し、虚弱体質を強くする薬が中品で、病気を治す治療薬が下品というランクに区分しています。やなぎの薬効は下品に属していますが、柳華（りゅうか）別名柳絮（りゅうじょ）として記載されシダレヤナギの花を指します。「くすり歳時記」[20]にはこのシダレヤナギには雄木と雌木があって淡白色の花が咲き、これを柳絮といい、薬名は柳華といい、区別しています。

　薬効として、風気にあてられて体がむくんで痛む風水の病（東洋医学で方向や水に関する疾患等）、急性腎炎様の疾患や体内に熱気がこもって、体中が黄色になる黄疸の病（体内に熱がこもり体が黄色になる）や、顔に熱をもつ面熱（おもほてり）の症状、それが赤い色を通り越して黒ずんでしまったもの（顔が黒ずむほど熱が出る様）を治します。また果実は主として悪性の腫れものの比較的根の浅い癰（よう）を潰し、そこにたまった膿や血を追いだす働

きがあります。また、口嗽で歯痛を治たり浴湯や膏薬に用います。

しかし枝や樹皮も含めて煎液（煮詰めた液）の内服はありません。また、わが国での普及はなく使用はなかったようです。

2）和漢三才図会[5, 21, 22]

中国、明の学者王圻（1529〜1612年）により「天」と「地」そして「人」の三部に分けた百科事典「和漢三才図会」が編纂されました。

わが国ではその三才図会を範として、大坂の漢方医寺島良安が絵図入りの百科事典を編纂しました。総巻105巻81冊の膨大な事典です。30年の歳月の後1712年に完成しています。

本書にはやなぎの各種類の図入り説明があります。やなぎはヤナギ科に分類され、世界中で400種類ぐらいありますが、わが国には40種ぐらい確認されています。本書に記載されているやなぎの図は8種あり、このうち薬用のやなぎ6種について

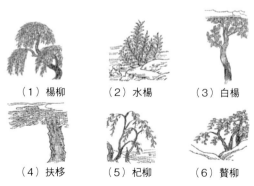

（1）楊柳　　　（2）水楊　　　（3）白楊

（4）扶移　　　（5）杞柳　　　（6）蔓柳

図3　図和漢三才図会（寺島良安編）より彩色

の模式図を彩色しました（**図3**）。

　本書によれば柳枝を削って楊枝にして歯を漱ぐと大変よいとあり、腫れ痛みを止めるといわれています。以下やなぎの薬用について記述します。

（1）柳（楊柳）

　和名は之太里柳（シダリヤナギ）そして夜奈木（ヤナギ）ともいいます。楊樹は枝が硬く楊起するとあります。すなわち枝は硬くて上向きであるという意味です。柳樹は枝が弱くて垂れ流れます。同類で2種の樹で現在でも2つを併せて楊柳と呼称しています。

柳絮（りゅうじょ）参考：枝垂れやなぎの蒴果（さくか）すなわち淡白色の花をいいます。暖かな日差しのときに2つに割れて飛び出してくる、白い綿毛をもつ種子を指します。薬効としては吐血、喀血の場合に服用すればよいとされ、金瘡（きりきず）[注1]の出血の場合、これを封じると直ちに止まるとされています。

柳枝（りゅうし）：風邪を治し、腫れを消し、そして痛みを止めると書かれています。浴湯、膏薬そして牙歯の薬にするとありますが、内服ではなく外用として使用します。そして嫩枝（ずあえ）（若い枝)を削って楊枝を作り、歯を漱ぐと大変よいとされています。また、諸卒腫[注2]で急痛には酒で楊柳の白皮を煮、温めてこれを熨して貼ればすぐ治るとされています。

（2）水楊（すいよう）（かわやなぎ）

　枝は短くて硬く水辺に多く二種類あります。一種は皮の色は正青、一種は正白です。白皮と根は金瘡（きりきず）の痛みや、乳癰腫（にゅうようしゅ）（乳房にできる悪性のはれもの）そして痘瘡（とうそう）を治します。枝を生の

まま擣って瘡に貼ると火のように熱くなり、もう1度貼ると平癒します。くすり歳時記には現代中国では腫れものや乳痛に生の根を搗いて塗布薬とするとあります。

（3）白楊 別名丸葉乃夜奈岐

木身が楊に似ていて微白の為白楊といいます。この白楊で牙杖を作り丸葉の楊枝といいます。やなぎよりよくしなります。しかし牙歯の痛みを治す効果はやなぎの方が勝れているとされています。

（4）扶移

前述の白楊も扶移も五木[注3]の皮と混ぜて湯に煮てそこに浸すとしびれ痛み、諸痛腫を取り去り風邪を治し血を和めます。

（5）杞柳

わかぎのときに皮を剝いでそれを用いて金瘡を縛ると大変よいとされます。

（6）贅柳

皮を剝ぐと人のいぼに似ているので贅柳といいます。これで牙杖を作るとよいとされています。

注1：金瘡とは刃物によってできた傷を指します。
注2：諸卒腫とは体のあらゆる部位にできる、にわかの腫れものをいいます。
　　　さすれば皮膚などにできる丹毒様の膿瘍を指すのでしょうか。
注3：五木とは桑、槐、桃、楮そして柳の皮を指します（五木の湯ともいいます）。

参考：柳絮とは前述のように枝垂れやなぎの萌果が、あたたかな日差しで2つに割れ、飛び出してくる白い毛綿を持つ種子のことで、枝垂れやなぎがたくさん生育してる中国では、柳絮が飛ぶのは春の風物詩という

よりはその量が非常に多く飛散するのでやっかいもの扱いとされるほどであると「柳」に記述しています。さらに著者はこの少ない柳絮の飛ぶところを発見し、その発生源の雌木も発見しています。わが国では希少な枝垂れやなぎの自然現象は当時テレビで放映されています。わが国では枝垂れやなぎの雌木は極めて少ないので、柳絮の飛ぶ様子を見た人は極めて少ないようです[21]。

３）中薬大辞典（写真８）[21, 23]

　長い歴史のある中国には中国最古の医書といわれている「黄帝内経」から「神農本草経」と古い漢方医学書が数多く存在しています。そして民間にも、多くの書物やいい伝えの人々の知恵があります。それらは長い歴史の経過のなかで、草木、動物そして鉱物の内から経験的に薬として見出され、利用してきました。その中にあって20世紀に入ってから新中国の成立後、統一国家の事業の一環としてさらに新しい薬剤の発掘と研究が中国全土で進められました。そして全土から古今の資料を集められ、化学成分や薬理作用を科学的に調査して、中薬として使用できるかどうか検討がなされました。広大な中国全土に散在する膨大な量の資料を収集し検討を加え、さらに科学的な面については中国以外の国からの資料をも参考にしてまとめられた大辞典が「中薬大辞典」として出版されました。

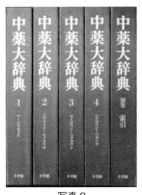

写真８

そのなかには植物薬 4,773 種、動物薬 740 種、鉱物薬 82 種そして古くから単独に薬として用いられてきた加工製造品 172 点の計 5,767 種の薬が収載されています。この中薬大辞典の編纂は 1958 年に着手され、完成は 1975 年と 17 年の歳月を要しました。しかしせっかくの膨大な貴重な書物でも中国語で書かれているため，そのままでの利用は大変でした。

　その中にあって出版社の小学館が日本語出版の事業に乗り出し、多くの学者の協力で編纂を開始し、5 年の歳月を費やして 1985 年に日本語版が完成出版されました。やなぎの薬用部分はやなぎの根、枝、柳絮、柳屑（りょうせつ）、皮そして柳葉を指し、やなぎのほとんどの部分が薬用として利用されています。これらはヤナギ科の植物で垂柳すなわちシダレヤナギです。その内柳屑は外用のみであるがその他は内服と外用として用います。

（1）柳根（りゅうこん）

　柳根はシダレヤナギの根とひげ根を用い、薬効は「水を利す」「淋を通す」「風を去る」「湿を除く」とあります。そして淋病、白濁注1、水腫、黄疸、リウマチによる疼痛、黄水湿瘡（顔面水泡疹）、歯痛、やけどを治します。

　用法 0.5 ～ 1 両注2 を煎じて服用、外用は煎じ液で薫洗するか酒で煮て温湿布にします。

（2）柳枝（りゅうし）

　柳枝は「風を去る」「腫れを消す」「利尿する」「止痛する」の効能ありと書かれています。リウマチによる痺痛、淋病、白濁、小便不通、伝染性肝炎、風腫、疔瘡、丹毒、虫歯、歯茎の腫れを治します。用法は 1 ～ 2 両を煎じて服用。外用として煎

じ液で口をすすぎます。

　なお、歯牙については古今録験方にも記されています。牙歯風齲（風による虫歯）の治療として、刻んだ柳枝1升、大豆1升合わせて炒り、豆が完全に焙れたら磁器の中に入れ清酒3升を加えて、3日間漬け込んで完成です。治療にはこれを何回も口に含んでは吐くと書かれています。

（3）柳絮^{りゅうじゅ}

　柳絮はシダレヤナギの花を指し薬効は「止血する」「湿を去る」「癰^{注3}をつぶす」の効能があります。吐血、湿痺四肢攣急（リウマチによる四肢の痙攣）、膝痛、癰疽膿成脹痛不潰（癰疽が膿み腫れ痛みつぶれないもの）、創傷出血を治します。内服では削って粉末にするか、浸して汁にして服用します。また、外用では摺るかあるいは削って粉末にして散布します。

（4）柳屑^{りゅうせつ}

　柳屑はシダレヤナギの虫が喰った穴中の屑です。風癮疹^{注4}の治療。煎液で洗うか炒って加熱し、温湿布します。

（5）柳白皮^{りゅうはくひ}

　シダレヤナギの樹枝または根の靭皮を用います。薬効は「風を去り湿を利する」「腫れを消し止痛」の効があります。リウマチによる深部痛、風痛の瘙痒　黄疸、歯痛、そしてやけどを治します。内服として1〜2両を煎じて服用します。外用として煎液で洗うか炒って加熱し、温湿布します。

（6）柳葉^{りゅうよう}

　薬効は「清熱する」^{注5}「疹を透らせる」^{注6}「利尿する」「解毒する」の効能があります。

はしかのなかなか出ないもの^{注7}白濁、疔瘡癧腫、乳腺炎、甲状腺腫、丹毒、やけど、そして歯痛に効果があります。

注1：白濁とは水が白く濁るところから尿の白濁。
注2：1両とは4匁（約16g）。
注3：癧とはおできのことをいいます。昔はおできが多発してその治療には苦労していました。
注4：蕁麻疹のこと。
注5：清熱とは体にある熱をとり精神不安、不眠など興奮状態を改善する働き。
注6：発疹を促し、発汗とともに毒素を休外に排泄すること。
注7：症状の出ないことを指す。すなわち不顕性感染のこと。

6. 東洋の古書物などに見るやなぎの歯痛治療薬[4, 18, 19]

　東晋（317〜420年）の僧侶、法顕は仏跡を訪ねてインドを旅したときの記述「本仏国記」には、ある土地で「お釈迦さまが道の東で楊枝を噛んで土中に挿した場所を見学した」と書かれています。お釈迦さまは歯痛止めにやなぎの小枝を噛んでいたということです。また、唐時代（618〜907年）の「古今録験方」という古書にも「指大の楊柳白皮をよく噛んで、その汁に痛む歯を漬けるようにするとよい」と歯痛効果の方法が書かれています。

　また、「録験方」には歯痛の治療に糸楊柳[注]の細い枝を採取して表皮を除き、青皮を取ってウメかスモモくらいの大きさに丸め、口に含んでこれを噛み、汁を含んで歯根にそれを浸すとあります。万葉植物文化誌にも「神農本草経」の記載があり、口漱ぎで歯痛を治すとあります。しかし「傷寒論」や「金匱要略」にも記述がないこともあってわが国の漢方ではやなぎは使用されていなかったのではないでしょうか。一方「日本俗信辞典」には正月十五日に餅のくずをやなぎの箸で食べると歯が疼かない（大分県南海部郡）。虫歯、歯痛にはやなぎの芽で患部をさする（群馬）。そして口角炎にはやなぎの木の泡をつける（愛知）など地方のいい伝えがあります。

　注：北部アジア原産のヤナギ科のシダレヤナギで、イトヤナギ、ロッカクヤナギ、オオヤナギともいいます。

やなぎとピアノ演奏

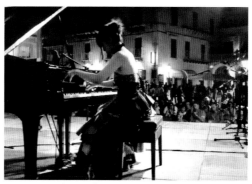

シチリア島での「裏葉柳」の演奏（山地真美氏）

　やなぎにまつわるエピソードがあります。倉敷美観地区のやなぎに想いをはせた岡山出身のピアニスト山地真美氏は、やなぎを題材とした作曲「裏葉柳」などで2016年イブラグランドプライス国際音楽コンクール^注で名誉賞を、さらに代表作「裏葉柳」はピアノ作曲部門で審査員特別賞を受賞されています。

　「うらはやなぎ」とは薄い緑色を指すもので、古く江戸時代からの日本の伝統染色の色のひとつです。郷土愛の強い作曲家が倉敷美観地区のやなぎに気持ちを込めた作曲でその思いが報われた賞と思います。

> 注：イブラグランドプライス国際音楽コンクールとは、シチリア島の南部地方イブラで毎年行われている作曲家、ピアニスト、声楽家、その他楽器奏者など、幅広い音楽家のための国際コンクールです。

7．スーパードラッグ　アスピリンの薬効の展望[4, 25, 26]

　アスピリンが 1899 年に生成され画期的な消炎鎮痛剤として人々を痛みの苦痛から解放して、120 年の歳月が過ぎました。しかしアスピリン鎮痛のメカニズムは長い間わかりませんでした。そしてアスピリンの生成 70 年後にようやく解明されました。

　すなわち、①消炎鎮痛効果はアスピリンによってプロスタグランジン生合成を抑制する作用です。すなわちアスピリンはプロスタグランジン合成酵素（シクロオキシゲナーゼ）を阻害します。この世紀の発見に貢献したイギリス人 1 名とスウェーデン人 2 名の学者 3 名は 1982 年のノーベル医学生理学賞を受賞されています。さらにアスピリンは痛みの緩解のため多くの人々に使用されているうちに消炎鎮痛効果とは全く異なったアスピリンの作用が見えてきました。すなわち、②血小板凝集抑制作用による抗血小板作用　③抗血栓作用による川崎病治療薬④シクロオキシゲナーゼ 2（COX − 2）選択的阻害剤を用いて大腸腫瘍抑制作用　⑤アルツハイマー病抑制効果などの期待です。その他アスピリンの効果には男子と女子の間にはその薬効に性差があることの報告も出てきました。

　写真 9 の「見直されたアスピリンの効用」は 1982 年に出版されたもので、

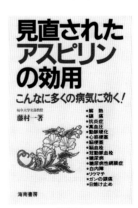

写真 9

著者、藤村一[4] があらためてアスピリンの効用について調べた一般の人向けの書です。薬学者であった著者もアスピリンについて今まで知らなかった多彩な薬効があることあらためて知った驚きを記しています。

1）アスピリンの消炎鎮痛作用のメカニズム

アスピリンの鎮痛作用は本書 22 ページで述べたように炎症起因のプロスタグランジン（PG）の合成に働くシクロオキシナーゼ酵素の活性を阻害します。本章ではそのシクロオキシナーゼを中心にアスピリンの消炎鎮痛作用について述べます。

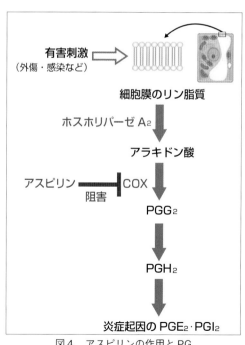

図4　アスピリンの作用と PG

外傷や感染などの有害刺激を受けると、からだの細胞膜のリン脂質からアラキドン酸（脂肪酸）が遊離放出されます。そのときこのアラキドン酸を原料にしてシクロオキシゲナーゼ（COX）[注1] が働いてプロスタグランジン G2（PGG2）が合成されます。この PG は生理活

性物質[注2]として生体の特定の生理的調節機能の役目をします。
アスピリンはこの COX の活性を阻害します。そのため PG の
産生が抑制されて解熱鎮痛作用を発揮します。

　この COX には現在2種類の COX があることがわかっていま
す。すなわち COX-1 と COX-2 です（**図5**）。その中の COX
-2は誘導型酵素といいます。すなわち平素はひとのからだに
は存在しない酵素です。炎症などの刺激で始めて誘導されて発
現します。この COX はアラキドン酸に作用し変換されます。
そして多くの生理活性物質 PG 等が生まれますが、COX-2で
疼痛、発熱等炎症起因の PGE_2 が合成されます（**図4, 5**）。

　一方 COX-1 は構成型酵素といいますが、これは常時体内
に発現しています。すなわち COX-1 は常時体内に存在して、
胃腸粘膜の保護をする物質を作る PG を産生しています。アス
ピリンは COX-1 と COX-2 の両者の活性を阻害します（**図5**）。
消炎鎮痛作用の目的でアスピリンを使用すると COX-2 の阻
害のみにとどまればよいのですが COX-1 酵素も同じように

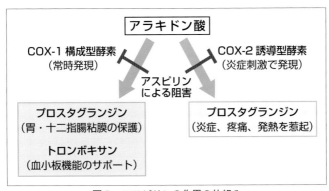

図5　アスピリンの作用の仕組み

阻害します。NSAIDs の副作用の中で良く知られている胃腸障害が起こってくるのはこのためです。

　そして近年 COX－2 を選択的にする薬剤も開発され胃腸障害の少ない NSAIDs として処方されています。私たちの歯科臨床ではこの NSAIDs は屯用で使用することが多いので胃腸障害で悩まされることは少ないかも知れませんが、なかには 1 回服用で胃腸障害の現れる胃弱の患者さんも経験します。その場合はアセトアミノフェンの投与はいかがでしょうか。

　一方アラキドン酸（脂肪酸）はどんな状態で存在しているのでしょうか。私たちのからだの 1 つ 1 つの細胞膜には大量のリン脂質が含まれていますが、アラキドン酸はこのリン脂質に結合した状態で存在しています。そしてホスホリパーゼ A_2 という酵素が働いて、リン脂質からアラキドン酸が切り出され、その切り出されたアラキドン酸に一つは COX 酵素が働いて PG が合成されます。そしてもう一方はリポキシゲナーゼによってロイコトリエンが合成されます。このロイコトリエンは気管支平滑筋を収縮させる働きがあります。

　　注1：シクロオキシゲナーゼ（Cyclooxygenase, COX）は不飽和脂肪酸のアラキドン酸を原料 PG などの種々の生理活性物質に代謝するときに働く酵素です。この COX には COX－1 と COX－2 の 2 つのアイソザイムが知られていますが、COX－1 は胃粘膜や血小板など多くの細胞に常に存在し胃粘膜保護（PGE_2 や PGI_6 を産生して胃粘膜の血流を維持し粘液産生を増加させる）や、血小板凝集の抑制（PGI_2 の産生）や、腎血流量の増加など生理機能の維持に携わっています。そして、1960 年代を中心に PGE_2、PGF_{2a}、TXA_2、PGI_2 そしてロイコトリエンなど PG の仲間や関連化合物が次々と発見され、合成経路が明らかになりました。

注2：生理活性物質とは、わずかな量で生物の生理や行動に特有な作用を
作り出す化学物質を指します。すなわちホルモンや神経伝達物質な
どが、自身の細胞を正常に機能させるためにごく微量で強い生理活
性作用を発揮します。そのことにより作られる場所そして機能が決
まっていて、生体内で特定な使命をもって働いています。それにより、
細胞から臓器そして器官が、恒常性を保ちながら健康な生命体を作
り上げています。

2）アスピリンの抗血小板作用 [27～29]

　消炎鎮痛薬として大きく期待され、多くの国で多用されてき
たアスピリンは、一方では服用によってしばしば鼻出血などの
異常出血をすることを経験し、出血時間も延長することが知ら
れてきました。そして、アスピリンの血小板凝集抑制作用が発
見されました。

　Weiss らはアスピリンが血小板凝集抑制作用を持つことを
1967 年に発見、その後にアスピリンの抗血小板薬としての有
用性が種々の疾患について検討され立証されました。すなわち
COX－1 阻害により、トロンボキサン A_2 の合成を阻害して血
小板凝集を抑制し、血液が凝固して血管を詰まらせるのを防ぎ
ます。通常、狭心症、心筋梗塞、一過性脳虚血発作、脳梗塞、
冠動脈バイパス術あるいは経皮経管冠動脈形成術施行後におけ
る血栓・塞栓形成の予防をします。血小板は血管内皮組織に粘
着する性質をもっており、また血液凝固にも関係するので、血
小板凝集は血栓形成に強く関与しています。

　図6でアスピリンの抗血栓作用を説明します。出血時は主と
して血管、血小板そして血液凝固因子が止血機構として働き止
血をしますが、この止血には一次止血と二次止血があります。

まず血管に傷ができると血小板に信号が送られ、傷口に血小板が集まって粘着され、傷口をふさいでフタをしようとします。このフタをするために血小板同士が結合します。すなわち凝集が起こります。ここまでが一次止血で主役は血小板です。

この凝集には多くの物質が関与していますが、その中にトロンボキサン A_2（TXA_2）があります。これは免疫や炎症反応に関与するアラキドン酸代謝産物のひとつで、血小板の中のCOXによって産生そして放出されて血小板表面に結合し、血小板凝集を誘導します。このために TXA_2 はアスピリンと関係深く、抗血小板療法の重要なターゲットです。

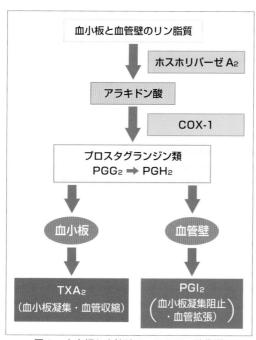

図6　血小板と血管壁のアラキドン酸代謝

ここで前にも述べてきましたCOXについて再度述べます。COXは体内各所にみられる酵素で、そのため血小板にも血管壁（血管内皮細胞）にもそれぞれCOXが存在しています。アスピリンの作用はCOXを阻害することは前述しま

した。血小板内の COX を阻害することにより TXA₂ 産生を抑制して血小板凝集を阻害し抗血栓作用を発揮します。

そして一方血管壁（血管内皮細胞）に存在する COX は、やはりアスピリンにより阻害されてプロスタサイクリン（PGI₂）産生が低下して血管収縮、血小板凝集が起こり血栓傾向をきたします。すなわち血小板の TXA₂ と血管内皮細胞の PGI₂ はその作用が全く反対の物質です。アスピリンはそれぞれの COX を阻害しますので、これを**アスピリンジレンマ**と呼んでいます。

しかし、血小板の COX は血管内皮細胞の COX に比べてアスピリン感受性が高いため、低用量アスピリン療法では血管内皮細胞の COX は抑制されず、アスピリンジレンマは臨床的には問題にならないと考えられています。今日ではこのアスピリンは人類の救世主のような役割を担っているとまでいわれています。

現在、世界の全人類の1/4〜1/3は心筋梗塞、脳梗塞などの動脈系の血栓性疾患で死亡するとされています。この動脈系血栓症疾患に対して最も確実で有効性を有するものと脚光を浴びているのがアスピリンですが、このアスピリンで心

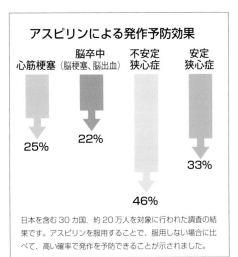

アスピリンによる発作予防効果

心筋梗塞 25%
脳卒中（脳梗塞、脳出血） 22%
不安定狭心症 46%
安定狭心症 33%

日本を含む 30 カ国、約 20 万人を対象に行われた調査の結果です。アスピリンを服用することで、服用しない場合に比べて、高い確率で発作を予防できることが示されました。

図7

筋梗塞、脳梗塞の発症はは完全に予防できません。しかしアスピリンの予防効果の大規模調査の結果では、高い確率で発作の予防できることを図7で示しています。

3）アスピリンの川崎病後遺症予防
（川崎病による心血管後遺症を含む）

　川崎病は1967年に、川崎富作日赤医療センター小児科部長らが発見したことから川崎病といわれている「急性熱性皮膚粘膜リンパ節症候群」で、発熱、口腔粘膜のびらん、手足の浮腫、頸部リンパ節の腫脹を特徴とした乳幼児に多発する急性発疹性疾患です。この疾患はわが国に多く発症するようで、その原因は明らかでなく、治療法も確立されていないようです。そしてやっかいなことに後遺症として冠状動脈瘤の形成を伴うことが多数の症例に見られます。そしてこの動脈瘤が原因で血栓ができ、心筋梗塞なども発症することもあるようです。そのために冠動脈瘤の形成、進展の抑制、予防の目的にアスピリンが用いられます。

　バイアスピリン錠100mgの能書（効能効果）には川崎病発症後数カ月間、血小板凝集能が亢進しているので、川崎病の回復期において、2～3カ月間投与するような予防策が記述されています。

4）アスピリンのガン抑制作用（大腸腫瘍抑制）[30]

　リウマチ等で鎮痛剤のアスピリンを長期間服用している患者の疫学的検討の結果、大腸ガンによる死亡率が低く、NSAIDs

のガン発生・進展に与える影響の可能性が示唆されている報告が 1996 年頃に相次いでなされています。また、家族性大腸腺腫患者のポリープ縮小効果や、動物実験の抗腫瘍効果も認められてきています。これらは、COX が NSAIDs の標的分子であるがとくに COX-2 選択的阻害剤で、顕著なガン発生に重要な役割を果たしている可能性を示唆しています。

　COX-2 は正常大腸粘膜やポリープには発現せず、大部分の腫瘍組織と進行した腺腫の一部に強い発現が見られ、大腸ガン発生や進展に COX-2 が密接に関与していると考えられています。また COX-2 発現増強が大腸ガンにおける PGE_2 の産生増加につながる可能性を示唆しています。すなわちアスピリンを含めて NSAIDs は PGE_2 の生合成を抑制することで、低下した宿主免疫能の改善を図っています。しかし NSAIDs の抑制における詳細は不明なところも多く今後の研究の課題であります。

　写真 10 は 2015 年の新聞です。これを見ると 4 年前からこの研究がスタートしているようです。これは新規年間患者中、大腸ガンが最も多く、例えば 2015 年の新規患者は約 136,000 人と大腸ガンが最も多く死亡者数では肺ガンに次

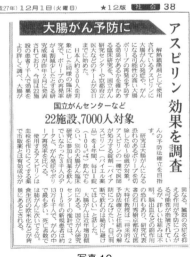

写真 10

いで2位です。内容には大腸ポリープの再発の調査も行われるようです。バイアスピリン錠（100mg）の用法は1日1錠のみです。この100mg錠は抗血小板薬ですので血栓を作りにくくするための薬です。したがって炎症を抑える作用もあるかも知れないし、そして脳出血などの副作用の恐れも考慮すべきであると書かれています。

5) アスピリンの認知症抑制作用 [29, 31]

　アルツハイマー病（AD）は高齢者に多い痴呆性疾患として、Alzheimer によって初めて記載されました。AD の主症状は急速に進行する器質的痴呆にあります。アルツハイマー病抑制とCOX-2の研究は2000年頃より報告が始まっています。

　AD の脳における COX-2 の発現を調べると、COX-2 蛋白質は AD 脳の前頭葉と海馬で発現していて、とくに原線維変化の見られるニューロンや老人斑内のミクログリアで増加しています。また、多くの疫学研究および臨床治験からも NSAIDs が AD の進行を遅らせることが報告されています。そして NSAIDs が AD に有効であることの報告も多いようです。

　動物実験でアミロイド蛋白を過剰発現させたマウスにイブプロフェン（NSAIDs）を飲ませ、アミロイド斑の形成が抑えられた報告があります。そして AD と COX の関連は、NSAIDs の効果の抗炎症作用だけでは説明できません。それは NSAIDs の種類の差によって AD 抑制の差異が見られているからです。そのため NSAIDs の AD 効果は、COX 活性とは別のメカニズムも考えられます。

　写真 11 は昨年 12 月の医学誌のオンライン版の臨床報告例です[31]。これは最近話題の認知症についての話題でしたので、**写真 12 のように 2020 年 1 月 9 日の朝日新聞に取り上げられて**います。それによると、日本全国の 163 施設が参加した 2 型糖尿型患者の心血管イベント初発予防効果に関する検証試験の追跡研究として、低用量アスピリン療法が認知症発症リスクに及ぼす影響の検討を行っています。対象患者数は日本人 2 型糖尿病患者 2,536 例、低用量アスピリン投与群（81 〜 100mg ／日、1,259 例）と非投与群（1,277 例）で認知症発症の有無を比較しています。

　その結果、投与群と非投与群では差は認められませんでした。男女別に認知症発症率を調べてみますと、男性ではアスピリン投与の有無にかかわらず認知症発症リスクに差はありませ

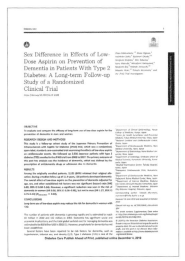

写真 11

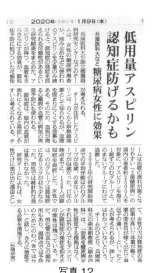

写真 12

んでした。しかし女性では、非投与群に比べ低用量アスピリン投与群では発症リスクが 42% 低い結果となりました。

　このような結果から、NSAIDs の AD 抑制効果のメカニズム、AD における COX の役割について、また女性だけ低用量アスピリンが認知症に効果があることなど、今後の研究によりアスピリンが認知症予防薬として使用される日がくることが期待されます。

付：やなぎとアスピリンの足跡 (改訂)

年代（西暦）	西暦	事項
	BC450頃	ヒポクラテスはセイヨウシロヤナギ（salix alba）の樹皮を用いて発熱やリウマチの治療に使用そしてその葉を煎じ薬として陣痛緩和に用いる
	AD60頃	ディオスコリデス（ギリシャ人・薬物学者・医師）は従軍医としてヨーロッパ各地に出向き総合薬物書を表した。収集した250種類のやなぎの中から選別しセイヨウシロヤナギの葉の煎じ薬が通風に効果があることを見出す。このセイヨウシロヤナギ種は欧州の川岸に普遍的に見られるやなぎである
	4世紀頃	歯木の規律制定（バーリ律）
大和政権の始まり	500頃	「神農本草経」刊行
	538	百済聖明王より欽明天皇に仏教伝来（釈迦如来像、経典）。同時にやなぎを日本に持ち込む
飛鳥時代 [118年間] （592〜710）	593	聖徳太子摂政
	604	十七条の憲法発効
	607	聖徳太子法隆寺創建
	630	第1回の遣唐使派遣。万葉時代の始まり以後約130年間継続
	645	大化の改新
	671	唐の僧義浄はインド仏教研究の歴訪の旅（25年間）に出発
	672	壬申の乱
奈良時代 [84年間] （710〜794）	710	平城京（奈良）に遷都
	713	唐の僧義浄没
	720	「日本書紀」刊行
	725	葛井寺（大阪・藤井寺市）に千手観音像を造立 大安寺（奈良）に楊柳観音像造立（天平の後期）
	753	鑑真、戒律授戒の伝授を目的に来日。仏師の18種の種物を開示
	759	唐招提寺創建、千手観音造立
	760頃	「万葉集」刊行
	763	鑑真没

年代（西暦）	西暦	事項
平安時代 [291年間] （794〜1185）	794	平安京（京都）に遷都
	808	わが国固有の医薬処方「大同類聚方」の集成
	945〜975	九条右丞相の「遺誡」に楊枝で歯の清掃を紹介
	984	わが国最古の医学書「医心方」の撰集
	1155	後白河天皇即位
	1158	後白河上皇の院政
	1159	源義経誕生
	1164	京都東山に蓮華王院（三十三間堂）建立
鎌倉時代 [148年間] （1185〜1333）	1185	鎌倉幕府成立
	1188	頼朝より追討され義経逃避
	1189	義経死す（31歳）
	1191	後白河法王皇没
建武の新政 [3年間]	1333	建武の中興
室町時代 [237年間] （1336〜1573）	1338	室町幕府成立
	1493	パラケルスス生誕
安土桃山 [30年間] （1573〜1603）	1541	パラケルスス没
	1590	豊臣秀吉天下統一
江戸時代 [265年間] （1603〜1868）	1603	徳川家康征夷大将軍
	1616	岡山市西大寺会陽の現存最古の神木がやなぎの木で作られている
	1712	「和漢三才図会」30年の歳月を要して医師寺島良安により和訳完成
	1730頃	義経の「笈のやなぎ」の記載が「封内風土記」（田辺希文著）に
	1763	エドワード・ストン（イギリス人・神父）はやなぎの樹皮の抽出エキスで解熱作用を発見。やなぎ成分の効果を確立（パラケルススの理論より）
	1813	石川雅望（狂歌師）狂文「吾嬬那万里」の一節に「柳を詠めざれ歌のはじがき」

年代（西暦）	西暦	事項
	1823	シーボルト（ドイツ人・医官）は長崎で医学の業績を残す
	1828	ジョハン・アンデレアス・バッハナー（ドイツ人・薬学者）はやなぎの樹皮の有効成分を抽出して黄色の針状結晶を取り出し、サリシンと命名
	1830	セイヨウシロヤナギ（サリクス・アルバ）の樹皮の薬草成分の効能効果は古くから見出されていたが、アンリー・ルルー（フランス人・化学者・薬剤師）もセイヨウシロヤナギから活性物質を抽出し、サリシンと命名
	1835	ルービッイヒ（ドイツ人・化学者）はシモツケ属植物スピレエ・ウルマリアの花の抽出エキスから新しい酸を発見し、スピール酸と命名
	1838	ラファエレ・ピリア（イタリア人・化学者）もサリシンを精製したが、後にサリシンを分解して新物質を作りサリチル酸と命名した。しかし強い酸性のため内服はできなかった
	1853	ヘルマン・コルベ（ドイツ人・化学者）は1838年に命名されていた新しい酸は以前すでに命名されたスピール酸と同一組成のものであることを明らかにした。これらを統一してサリチル酸と呼称
	1853	シャルル・フレデリック・ゲルハルド（フランス人・化学者）は新しくアセチルサリチル酸（アスピリン）の抽出法を見出して合成を試みたが、精度が悪く分子構造の決定までには至らなかった
	1857	米沢藩の医師堀内適斎の書「医家必携」に、やなぎの葉の苦味は、収斂作用と解熱の効果ありとの記載。和名を撤里失涅（サリシネ）と名づけた
	1859	ヘルマン・コルベはセイヨウナツユキソウからスピール酸（サリチル酸）を分離。さらにサリチル酸の構造を解明してコールタールからその合成法を確立して、石炭酸からサリチル酸を合成する方法を発見

年代（西暦）	西暦	事項
	1870	マルセラス・ホン・ネックは生体内でサリシンはサリチル酸に変換されると報告
明治時代 [45年間] (1868〜1912)	1874	「日本薬局方」の名称で薬事法制度を設定
	1876	トーマス・ジョン・マクラガン（イギリス人・医師）は医学雑誌「Lancet」にサリチル酸剤誘導体（Na塩）でリウマチ熱の治療の報告。さらにリウマチ性疾患は湿潤な気候が温床になると考えそのような気候で育つやなぎ様植物の活性物質が関節炎の治療に効果があると推論し実行した（パラケルススの説）
	1886	日本薬局方完成して公布。サリチル酸も有用薬として収載 日本薬局方1「日局1」発行となる
	1898	フェリックス・ホフマン（ドイツ人・バイエル社・化学者）は父親がリウマチの痛みで苦しむことに心を痛め、サリチル酸をアセチル化して副作用を少なくしたアセチルサリチル酸の合成に成功した。このアセチルサリチル酸の合成には1853年に行ったゲルハルドの抽出法を参照し、純度の高い製品としてのアセチルサリチル酸の合成に成功
明治32年	1899	ハインリッヒ・ドレーザ（バイエル薬理学研究所所長）はアスピリン（商標登録）と命名し製造発売。東京医事新誌はいち早く新薬「アスピリン」についてというタイトルで抄訳を紹介
明治39年	1900	医事新聞にアスピリンの文献が掲載。Aspirin（欧文商標）で登録 さらに東京日本橋区本町4丁目島久商店にてアスピリン1オンス金2円80銭にて販売と記載 世界で最初の錠剤型アスピリン500mg錠発売
	1902	和文商標「あすぴりん」「アスピリン」「阿斯必林」で登録
	1906	日本薬局方にアセチルサリチル酸の局方品目加わる

年代（西暦）	西暦	事項
大正時代 [14年間] （1912～1926）	1917	第1次世界大戦によりバイエル社は特許権喪失
	1932	日本薬局方はアスピリン（一般名）とする
昭和時代 [64年間] （1926～1989）	1950	鎮痛剤としてアスピリンが世界最大の売り上げ。ギネスブック登録
	1953	ローレンス・クレーブン（アメリカ人・開業医）はMississppi valley Medical Jに心筋梗塞のリスク低下にアスピリンの有効性を発表
	1963	ラアーフェ・ダグラス・ケンス・ライ（オーストラリア人・病理学者）らはLancetに小児疾患でアスピリンを使用した後原因不明の重い合併症が見られると発表しRey syndromeと命名。その後小児用バッファリンはアスピリンからアセトアミノフェンに内容を変更し呼称は小児用バッファリンCⅡとなる。これは市販薬（OTC）である
	1969	月探査機アポロ11号の船長ニール・アームストロング宇宙飛行士（船長）の救急箱に筋肉痛や頭痛のためのアスピリンを準備
	1971	ジョン・ペイン（イギリス人・薬理学者）はアスピリンの作用機序を発見すなわちシクロオキシゲナーゼをアセチル化してプロスタグランジン産生を阻害する作用を見出す 植物のサリチル酸がウイルス抵抗性を誘導することが発見される
	1980頃	大腸ポリープに対する有効性、大腸ガンの抑制の報告が数多く発表
	1982	ジョン・ペイン（イギリス人）、スネ・ベルストローム（スウェーデン人）、ベンクト・サムエルソン（スウェーデン人）の3名はプロスタグランジンおよびそれに関わる生物学的活性物質の発見でアスピリンの作用機序を解明した功績でノーベル医学生理学賞を受賞

年代（西暦）	西暦	事項
平成時代 [31 年間] (1989～2019)	1982	「アスピリンの効用」発刊（著者：藤村一・薬学者）
	1985	米国食品医薬品局（FAD）は心筋梗塞・不安定狭心症の既往患者に対してアセチルサリチル酸を毎日投与する事でその再発リスクが心筋梗塞の場合は約 20％不安定狭心症に対しては 50％以上の低減が得られたと発表
	1985	「中薬大辞典」（日本語版）小学館出版
	1988	サリチル酸が植物ホルモンとの証明
	1988	大阪大学歯学部の敷地に「義経の歯扶柳」を植樹米国医師 22,071 名を被験者として大規模臨床試験でアセチルサリチル酸による心筋梗塞の発生率が 44％減少したと発表
	1989	ダニエル・L・シモンズが COX-2 を発見
	1990	サリチル酸の植物障害反応の発見
	1991	マイケル・サンは 118 万人を被検者とする大規模調査を行い大腸ガンによる死亡率の低減にアスピリンの有効性を証明
	1994	American Cancer Society でアスピリン等 NSAIDs の大腸ガンの発生進展に予防的効果のコンセンサスを発表
	1995	柳下貞一、著者の名前にちなみやなぎについて様々な角度から 20 年にわたりやなぎの文化的考察を調査した「柳の文化史」（淡交社）刊行
	1998	厚労省はサリチル酸製剤の 15 歳未満の小児の服用禁止
	1998	15 歳未満の小児のインフルエンザや水痘に伴う発熱に伴うアスピリン等 NSAIDs は原則として使用しない。ライ症候群防止のため NSAIDs の代わりにアセトアミノフェン使用 米国食品医薬品局（FDA）は抗血小板として追加承認
	1999	アスピリンの製造誕生から 100 年目

年代（西暦）	西暦	事項
	2000	厚労省はアスピリン製剤を抗血小板薬（バイアスピリン 100mg 等）としての保険診療を承認
	2005	厚労省はバイアスピリン 100mg 等を川崎病治療薬として承認
	2007	米国国立大気研究センターによれば植物はストレスに遭遇すると大気中にアスピリン化合物を放出してタンパク質の生成を促進し生化学的自己防御能力を高揚すると報告
	2008	米国国立大気研究センターでは干ばつのストレスを受けたクルミの木の一種が大気中に大量のサリチル酸メチルの放出を報告
	2013	有岡利孝は長年大阪営林局に勤務し豊富な林業の知識のもと、日本人の生活に密着していたやなぎについて、やなぎで作成した調度品、薬品そして火薬の原料や、街かどの風景に至るまで様々な角度からの観察した「ものと人間の文化史」柳を刊行（法制大学出版局）
令和元年 （2019〜	2016	日本薬局方第十七改訂が公示
	2019	わが国における多施設での低用量アスピリン服用による抗認知症効果について、2 型糖尿病患者の検討で特に女性にその効果を認めた報告

むすび

　やなぎからアスピリンという薬が誕生させた事実は人類の英知によるものであり、その結果やなぎという植物からわれわれ人類が受けた恩恵は計り知れないものがあります。そして植物はこの地球上で生息しているわれわれ人類と同じく懸命に生命をつなぎそして後世に子孫を残す努力をしています。人々は太古の昔からやなぎの鎮痛効果を見出していました。それは偶然であれ必然的であったかもしれません。そしてサリチル酸は植物全般に普遍的に存在していてやなぎにのみ存在するのではないことも知りました。

　前述したようにサリチル酸は最初はやなぎからではなく「セイヨウナツユキソウ」から分離され構造も解明されています。そして、人類にとってサリチル酸はなくてはならぬ存在になっています。植物が病原としてのウイルスになどに感染するとその感染した部位にサリチル酸を大量に発生します。そして一度病原菌に感染したことにより、次の感染に備えて全身で「病害耐性機構」を発動して防御機構を持つようになりますが、サリチル酸はそれ自身が抗菌活性を持つだけでなく、それを全身に伝える働きもします。

　それはメチルエステル体と呼ばれる種類のサリチル酸で揮発性があり病気に侵された部位から離れた箇所にも気体で素早く情報を伝え、病気に対して抵抗性を与える遺伝子の発現を促します。そのために感染部位から離れた細胞が病気の感染を感知し、病原菌の侵入をあらかじめ防ぐ反応が起こります。「全身獲得抵抗性」です。すなわち植物の免疫能を表しています。そこでサリ

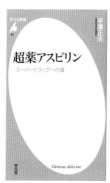

写真13

68

チル酸は植物にとっても大切な役割、耐病性誘導に重要な役割を担っていることから植物ホルモンともいわれています。

そのサリチル酸から先人の努力でアスピリンの生成に至るまでの経過、またわが国独自のやなぎの歯みがきの材料、仏教と歯木さらにアスピリンのわが国への上陸そして漢方とやなぎの文献の紹介も致しました。**写真13**は医療関係ではない平澤正夫氏が病に侵され自らがアスピリンを服用する立場になり、体験も含めてアスピリンについての本を書いたものです。そして、その薬の多様性に「超薬アスピリン」そして「スーパードラッグ」と敬意を表しています[32]。

今後の展望として、アスピリンの応用が消炎鎮痛薬から抗血小板薬、川崎病の冠動脈瘤の形成・進展の抑制、予防と進みましたが、さらにガン抑制作用（大腸腫瘍抑制）そして認知症抑制効果などの薬効についての研究の成果が上がることが期待されます。

本書校正中に川崎病発見者の川崎富作先生のご逝去の報道がありました。アスピリン適応のある「急性熱性皮膚粘膜リンパ節症候群」という新しい病名を発表され「川崎病」と名づけられています。さらに欧米では新型コロナウイルス感染の子どもに川崎病に類似した症状の報告もあります。

先生のご冥福を心からお祈りいたします。

引用図書・参考文献

1) 山賀禮一「お歯黒のはなし」ゼニス出版社，2001 年
2) 古池達夫「アスピリンの歩み－誕生 100 周年を記念して－」薬史学雑誌，1998 年
3) 福田道男「義経はやなぎの薬効を知っていた」医学情報社，2019 年
4) 藤村一「見直されたアスピリンの効用」海南書房，1982 年
5) 斎藤和季「植物はなぜ薬を作るのか」文藝春秋，2017 年
6) 独立行政法人理化学研究所：植物の耐病性の複雑な制御メカニズムを解明，2008 年
7) https://www.meiji-seika-pharma.co.jp/oryze/dr-iwata/
8) 嶋田幸久，萓原正嗣「植物の体の中では何が起こっているのか」ベレ出版，2015 年
9) 加藤新平「サリチル酸は世界を救う－植物の病にもヒトの病にも効きます－」ウェブサイト
10) ウエブサイト AFP「植物がストレス防衛反応で、アスピリン化学物放出」2008 年 9 月 25 日
11) 平澤典保「ステロイド薬の基礎」アレルギー，60（2）193-198，2011 年
12) 堀内適斎「医家必携 1857 年」滋賀医科大学図書館河村文庫データベース
13) 秋山高志監修「古文書のことば」柏書房，2001 年
14) 東京医事新誌「新薬 "アスピリン" に就いて」1169 ～ 1170，第 1109 号，1899 年
15) 医事新聞，明治 33 年 7 月 25 日発行（1900 年発行），国立国会図書館
16) 森由雄編「神農本草経解説」源草社，2011 年
17) 浜田善利，小曽戸丈夫共著「意釈神農本草経」築地書館，1993 年
18) 木下武司「万葉植物文化誌」八坂書房，2010 年
19) 槙佐知子「日本の古代医術」文藝春秋，1999 年
20) 槙佐知子「くすり歳時記」ちくま文庫，2000 年
21) 有岡利幸「柳（ものと人間の文化史）」法政大学出版社，2001 年
22) 寺島良安編「和漢三才図会」東京美術，1973 年
23) 上海科学技術出版社編「中薬大辞典」小学館，1985 年（ウエブサイト，ブリタニカ国際大百科事典などより検索）
24) 鈴木棠三「日本俗信辞典－動・植物編」角川書店，1982 年
25) 水島裕編「NSAIDs の使い方，－コツと落とし穴」中山書店，2006 年
26) 野村隆英「百年千年の薬たち」風媒社，2014 年
27) 日本臨床内科医会編「脳梗塞・心筋梗塞を防ぐには」第 4 版第 1 刷，2011 年
28) 後藤信哉編「臨床現場におけるアスピリン使用の実際」南江堂，2006 年

29）室田誠逸編「アラキドン酸カスケード」医薬ジャーナル社，2007 年

30）福岡和也，西條長宏「アスピリンと大腸がん」BIO Clinica，1996 年

31）「低用量アスピリンの抗認知症効果に性差」2019 年，12 月 12 日 10：42，詳細は
Diabetes Care，2019 年 12 月 5 日オンライン

32）平澤正夫「超薬アスピリン－スーパードラッグへの道」平凡社，2009 年

著者略歴

福田 道男（ふくだ みちお）

1958 年	大阪大学歯学部卒業
1968 年	大阪市立大学医学部講師
1972 年	川崎医科大学助教授
1974 年	川崎医科大学教授（口腔外科学教室）
1976 年	川崎医科大学大学院教授
1996 年	川崎医科大学名誉教授
1996 年	医療法人 ふくだ医院（岡山市）勤務
1996 年	日本口腔外科学会名誉会員
1996 年	日本口腔科学会名誉会員
1996 年	日本顎関節学会名誉会員
2016 年	日本口腔外科学会指導医（終身）

（岡山市在住）

続・義経はやなぎの薬効を知っていた

発　　　行　令和 2 年 7 月 7 日　第 1 版第 1 刷
著　　　者　福田道男
© Michio Fukuda, 2020. Printed in Japan
発行者　若松明文
発行所　医学情報社
　　　　〒 113-0033 東京都文京区本郷 3-24-6
　　　　TEL 03-5684-6811　FAX 03-5684-6812
　　　　URL http://www. dentaltoday. co. jp